CONTRIBUTION A L'ÉTUDE

DE LA

DACRYOCYSTITE CONGÉNITALE

PAR

Le Dr Sam.-Davicion LÉVY

Ancien interne des hôpitaux de Paris

PARIS

G. STEINHEIL, ÉDITEUR

2, RUE CASIMIR-DELAVIGNE, 2

1897

CONTRIBUTION A L'ÉTUDE

DE LA

DACRYOCYSTITE CONGÉNITALE

IMPRIMERIE LEMALE ET Cie, HAVRE

CONTRIBUTION A L'ÉTUDE

DE LA

DACRYOCYSTITE CONGÉNITALE

PAR

Le Dr Sam.-Davicion LÉVY

Ancien interne des hôpitaux de Paris.

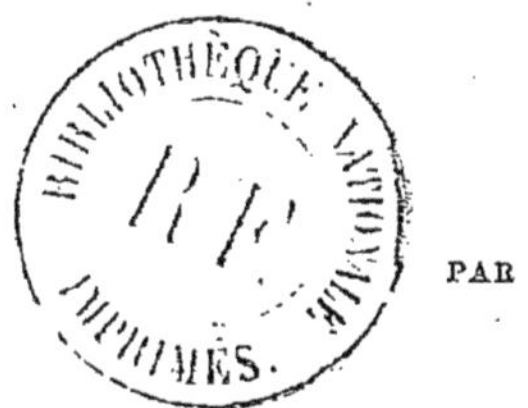

———— ·•←●→•· ————

PARIS

G. STEINHEIL, ÉDITEUR

2, RUE CASIMIR-DELAVIGNE, 2

1897

A MES PARENTS

A MES AMIS

A MONSIEUR LE PROFESSEUR PANAS

Professeur d'ophtalmologie à la Faculté
Chirurgien de l'Hôtel-Dieu
Membre de l'Académie de médecine, etc.

Mon très cher Maitre,

Vous m'avez fait l'honneur insigne d'accepter la présidence de ma thèse inaugurale; cette faveur, après toutes celles que vous m'avez accordées, durant une année d'externat et deux années d'internat que j'ai eu le bonheur de passer auprès de vous, me touche profondément. Je sais tout le prix de vos encouragements et de vos conseils éclairés, aussi suis-je heureux de pouvoir aujourd'hui vous exprimer mes sentiments de profonde reconnaissance et d'inaltérable dévouement.

CONTRIBUTION A L'ÉTUDE

DE LA

DACRYOCYSTITE CONGÉNITALE

INTRODUCTION

Nous tentons la première monographie complète sur la *dacryocystite congénitale*.

C'est pour nous conformer à l'usage que nous conservons le nom de *dacryocystite congénitale*; c'est plutôt *dacryocystite des nouveau-nés* qu'il faudrait dire, car ce qui est congénital dans cette dacryocystite, c'est la prédisposition, c'est l'arrêt de développement du canal lacrymo-nasal, tandis que l'inflammation du sac est, en général, secondaire. Quoi qu'il en soit, notre tâche est difficile et l'on ne nous en voudra pas, si nous n'avons pas réussi à la remplir complètement.

C'est que les traités d'ophtalmologie sont sobres en détails sur ce sujet. A part le traité de Michel, en Allemagne, et celui de M. le professeur Panas, en France, qui lui consacrent le développement qu'elle comporte, la dacryocystite congénitale est à peine mentionnée, quelquefois même oubliée, dans les traités les mieux documentés et dans les travaux mêmes qui s'occupent spécialement des maladies des yeux chez les enfants.

Les rapports et les observations publiés tant en France qu'à l'étranger, sont rares et concis, aussi pour arriver à bonne fin, nous avons dû appuyer notre description sur un assez grand nombre d'observations personnelles que nous avons pu recueillir, grâce à la bonne fortune qui nous a permis de passer deux années de notre internat dans le service de M. le Professeur Panas.

Nous avons également essayé de reporter à cette question spéciale les idées générales de pathologie interne et externe que nous avons pu acquérir durant dix années d'études.

Aussi tenons-nous à remercier ici tous les maîtres de la Faculté et des hôpitaux aux leçons desquels nous devons toutes nos connaissances médicales.

Nous adressons ici un témoignage public de reconnaissance et d'affection à :

M. le Professeur HAYEM (externat et internat) ;

M. le Professeur LANNELONGUE (externat) ;

M. le Dʳ LANCEREAUX (externat) ;

M. le Dʳ GOURAUD (internat) ;

MM. les Dʳˢ GILBERT, JALAGUIER, BROCA, SEBILEAU et ENRIQUEZ.

CHAPITRE PREMIER

Historique.

L'histoire de la dacryocystite congénitale est tout entière comprise dans la dernière moitié de ce siècle. Les anciens, qui ne connaissaient pas les voies lacrymales, confondaient évidemment l'anchilops et l'œgilops des nouveaux-nés avec les « abcès » du canthus interne.

Albucasis, Antiles, Rhazés et toute l'école arabe, si brillante, n'en font point mention ; de même Archigène, Galien, Paul d'Egine, Celse, Severus, Aetius dont les idées ont fait foi jusqu'au XVIIIᵉ siècle.

Cependant dès 1561, Fallope avait donné une bonne description des voies lacrymales et reconnu la nature de la dacryocystite ; son travail passa inaperçu et les chirurgiens du moyen âge, Guy de Chanliac, Jean de Vigo, Paré, les deux Fabrice, Dionis, etc., ont méconnu l'inflammation du sac lacrymal.

En 1707 parut enfin l'ouvrage de Maître Jan donnant, le premier, sur les voies lacrymales, des idées anatomiques, soutenues par idées saines de physiologie, et applicables à la pathologie de ces voies. Peu d'années après, en 1713, Anel reconnaît que le pus, au lieu de passer à travers une ulcération de la caroncule, comme on le croyait, passe par les points lacrymaux et a l'idée de sonder les voies lacrymales. Cependant Monro signale, le premier, vers 1735, le rétrécissement congénital des voies des larmes et particulièrement du canal nasal ; plus tard Lawrence, Mackenzie, Desmarres, Richter, signalent la prédisposition congénitale aux affections du sac et du canal et cher-

chent à l'expliquer. La fistule lacrymale congénitale est décrite
ensuite : des observations en sont publiées par Scarpa, A. Behr,
Auguste Berard. Dolbeau en 1865 publie une observation de
tumeur lacrymale chez un nouveau-né, sans fistule. Hutchinson
publie le premier exemple que nous connaissons de dacryocystite congénitale double. Schirmer dans son travail sur les affections des voies lacrymales, publié dans *Græf's und Sæmisch*,
fait quelques courtes observations sur la dacryocystite congénitale, et Horner, dans son traité des maladies des yeux des
enfants (1879), donne quelques notions étiologiques et théra-
peutiques sur la question ; mais la dacryocystite congénitale
n'est vraiment décrite avec quelques détails qu'en 1884, simul-
tanément par Vossius dans son travail sur les maladies congénitales des voies lacrymales et par Michel dans son traité des
maladies des yeux.

Une année auparavant, en 1883, Sous (de Bordeaux) dans un
petit travail sur l'hygiène de la vue, parle de la dacryocystite
congénitale qu'il dénomme si judicieusement *l'état fœtal* des
voies lacrymales, il parle déjà des cas qu'aurait guéris la
succion des narines. Vossius met aussi la dacryocystite des
nouveau-nés, sur le compte d'une *malformation congénitale*
et conseille comme traitement, la pression méthodique sur le
sac, ayant pour but de le vider plusieurs fois par jour ; il cite
des cas de guérison obtenue par ce moyen et conseille dans les
cas rebelles, l'extirpation du sac. De son côté, Michel, après une
rapide description de la dacryocystite congénitale, conseille,
comme traitement, le passage d'une fine sonde d'Anel. Il prétend
que l'affection est due à la persistance dans le canal lacrymo-
nasal de replis, de clapiers muqueux, d'une matière jaunâtre
formée par le magma épithélial de la muqueuse du canal.
Bochdalek a montré que, souvent chez le fœtus, le travail de
résorption ne se fait point d'assez bonne heure et le canal nasal
à la naissance, est encore encombré d'un magma épais et quelquefois même obstrué complètement à sa partie inférieure.

Rider, en 1884, Schreiber, en 1885, publient chacun une observation. Weiss admet l'opinion de Michel et de Vossius mais cherche un moyen rapide pour guérir l'affection : dans le *Monatsblatt* de 1889 il donne quelques observations de nouveau-nés guéris rapidement par le cathétérisme avec une sonde conique de son invention.

Plus tard (1892) Weiss publie une série d'observations nouvelles, fort intéressantes, que nous avons en partie résumées à la fin de notre travail.

A la Société française d'ophtalmologie il y eut, en 1891, une discussion célèbre sur les affections des voies lacrymales à la suite du magnifique rapport, sur ce sujet, du Professeur Terson, de Toulouse.

Dans cette discussion, où la dacryocystite congénitale fut traitée accessoirement, Chevallereau vint d'abord apporter quatre cas guéris par le cathétérisme avec la sonde fine de Bowman.

Trousseau insiste sur l'antisepsie des fosses nasales et Coppez raconte la guérison d'un cas, obtenue par la succion du nez, faite spontanément par la nourrice. Wicherkiewicz et Terson soutiennent que les diathèses comme la syphilis et la tuberculose peuvent occasionner à elles seules la dacryocystite congénitale. M. le professeur Panas est d'avis que l'affection est due au retard de la désobstruction du canal nasal et proscrit l'usage des sondes. La nature, l'évolution normale suffisent pour guérir le malade.

Depuis cette discussion, des observations en assez grand nombre ont été publiées : Peters accompagne les siennes de quelques données intéressantes sur l'historique et le traitement.

Lange, Heddæus, Mercanti (1892) ajoutent, par leurs observations, des faits nouveaux dont nous parlerons dans le cours de notre description.

Peters, Heddæus s'appuient sur les recherches embryologiques de Born, d'Ewetzky, de Vlacowich, pour confirmer la théorie de l'obstruction du canal nasal dans son orifice d'abouchement dans le méat inférieur.

Vlacowich en particulier, aurait trouvé sur 18 enfants nouveau-nés, examinés à ce point de vue, 4 fois le bout inférieur du canal obstrué. (Michel.)

On trouve peu de renseignements, en général, dans les traités classiques d'ophtalmologie, sur la dacryocystite congénitale. Parmi les grands traités, celui de Michel et celui de M. le professeur Panas seuls décrivent l'affection avec quelque développement. Les autres la mentionnent à peine et nous ne la trouvons même pas signalée dans le traité des maladies des yeux des enfants de de Saint-Germain et Valude, si documenté cependant.

Par contre, dans les *Archives d'ophtalmologie*, dans le recueil de Galezowski, dans les *Monatsblatt* d'ophtalmologie de ces dernières années on rencontre nombre d'observations de dacryocystite congénitale, nous parlerons de celles qui offrent quelque point d'originalité.

CHAPITRE II

I. — Revue embryologique.

Il est indispensable, pour la clarté de la discussion pathogénique, de donner ici, en peu de mots, les règles qui régissent le développement du sac lacrymal et du canal lacrymo-nasal.

Au quatorzième jour, chez l'embryon humain, la face est représentée par une fosse, premier rudiment de la cavité bucconasale, limitée en haut par le bourgeon frontal qui descend de la partie antérieure du crâne, et en bas par le premier arc branchial complété par la soudure des arcs droit et gauche (arc facial). Le bourgeon frontal descend entre les vésicules oculaires et se divise en deux puis en quatre : bourgeon nasal interne et bourgeon nasal externe de chaque côté.

Entre les deux bourgeons de chaque côté, on voit un sillon : la gouttière olfactive, origine de la narine. Latéralement, en dehors du bourgeon nasal externe, un autre sillon descend de la vésicule oculaire, limité en dedans par le bourgeon nasal externe, et en dehors par le bourgeon maxillaire supérieur. Celui-ci naît de la partie postérieure de la première paire d'arcs branchiaux (maxillaire inférieur), en arrière et au-dessous des vésicules oculaires, sur les bords de la fente buccale, avant que ceux-ci ne se soient soudés sur la ligne médiane.

Peu à peu les bourgeons maxillaires supérieurs se portent en haut, en dedans et en avant et viennent s'appliquer de chaque côté contre le bourgeon nasal externe, laissant entre eux et lui un sillon transversal qui s'étend de l'œil au sillon nasal ; c'est là le *sillon lacrymal, fourche lacrymale* origine de la gouttière lacrymale et du canal nasal. Mais à partir de ce moment l'évolution ultérieure semble encore un peu obscure. Von Baer avait admis que les canal et sac lacrymaux se développent par une invagination épithéliale en doigt de gant du sinus buccal vers l'œil.

Coste pensait que le sillon lacrymal se convertit en canal par le développement des bourgeons limitants et forme vers le milieu du deuxième mois le canal nasal et le sac lacrynal. Mais Born a trouvé chez les amphibies que le conduit lacrymo-nasal se forme d'une bandelette d'épithélium qui se replie, s'étrangle du nez à l'œil, se soude, puis se perfore pour se mettre en communication avec la fosse nasale. De son côté, Ewetzky a montré que chez les mammifères l'évolution du canal naso-lacrymal se fait de la même façon que Born l'avait observé pour les amphibies.

Sur les embryons de veau, Ewetzky a vu naître tout le long de la fourche lacrymale, entre la cinquième et la sixième semaine, une crête qui s'enfonce dans le mésoderme et devient canaliculée sur des embryons de dix centimètres. Cette crête est primitivement formée de deux couches de cellules ectodermiques : les externes cubiques se colorent fortement, les internes rondes, claires et souvent dépourvues de noyau, ne tardent pas à disparaître pour faire place au canal. Le chorion muqueux et les parois osseuses du canal sont formés par le mésoderme qui entoure le tube épithélial. Pour Legal le tube épithélial se prolongerait jusque dans la paupière supérieure et constituerait le canalicule lacrynal supérieur ; l'inférieur se formerait plus tard par bourgeonnement. Ewetzky admet que les canalicules naissent de la bifurcation du conduit nasal primitif. Au troisième mois les conduits lacrymaux sont visibles (Kölliker).

De ce rapide exposé, il résulte deux faits qui intéressent au plus haut point l'affection qui nous occupe.

1° Le canal n'étant plus une invagination en doigt de gant, mais une crête épithéliale qui se débouche de haut en bas, la communication entre ce canal et le méat inférieur sera la dernière étape de son développement.

2° Le canalicule inférieur, qui est certes le plus important pour l'écoulement des larmes, ne représente embryologiquement qu'un simple diverticule du canal principal étendu de la paupière supérieure à la fosse nasale.

§ II. — État des voies chez le nouveau-né.

a) **État normal**. — Bochdalek a montré que normalement, chez le nouveau-né, le canal lacrymo-nasal est occupé par un magma jaunâtre, constitué par la couche la plus interne des cellules épithéliales de la muqueuse, dégénérées. Dès les premières inspirations, le courant d'air qui s'établit dans les fosses nasales appelle de ce côté ce magma, qui s'écoule peu à peu. Ce n'est que deux ou trois jours après la naissance que commence normalement la sécrétion des larmes, après que le canal lacrymo-nasal a eu le temps de se débarrasser de son bouchon graisseux. Les voies se remplissent alors de larmes par capillarité, et la pesanteur d'une part, le courant d'air surtout, d'autre part, font avancer le liquide qui nettoie les voies lacrymales. Ainsi s'établit le cours des larmes.

b) **État pathologique**. — Mais cela ne se passe pas toujours aussi régulièrement. Il peut y avoir en effet dans l'évolution des voies lacrymales un retard, un arrêt ou un vice de développement pouvant être la cause première de la dacryocystite congénitale.

Retard d'évolution. — Vlacowich sur 18 enfants nouveau-nés examinés, a trouvé quatre fois l'orifice inférieur du canal lacrymo-nasal obstrué. Bochdalek l'a trouvé encombré de débris muqueux formant un bouchon plus ou moins solide, quelquefois perforé de petits pertuis permettant à peine l'introduction de la pointe fine d'un stylet. Il est évident qu'il y a dans ces cas un simple retard dans le développement de la lumière centrale du canal : l'épithélium qui subit la dégénérescence graisseuse et tombe de haut en bas le long de canal, n'a pas encore subi sa transformation atrophique au niveau de l'embouchure inférieure. Le nouveau-né a vu le jour en ayant encore son canal lacrymo-nasal « *à l'état fœtal* ». Le retard, plus ou moins considérable, explique les divers degrés de l'obstruction : l'en-

combrement simple par le magma, « qu'une simple succion »,
qu'une inspiration forte du nouveau-né suffit à faire tomber
dans la narine, que les larmes liquéfient et entraînent normalement hors du canal ; la communication du canal avec la narine par
de petits pertuis, très étroits, que le mercure en injection dans le
canal peut seul déceler (Sappey) ; enfin l'obstruction complète
par la muqueuse qui, sur une partie de l'étendue du canal, en
général son orifice inférieur, n'a pas subi la chute de son épithélium central. La théorie qui fait dériver la dacryocystite congénitale du retard dans le développement du canal lacrymo-nasal
ne s'appuie pas seulement sur les faits anatomiques ; l'observation clinique, comme nous le verrons plus loin, corrobore abso-
lument cette opinion : les guérisons brusques, sans aucune intervention, s'expliquent par l'évolution naturelle du canal qui
arrive jusqu'à la communication libre avec le nez.

L'hérédité, la naissance prématurée sont aussi des arguments
en faveur du retard d'évolution (Weiss).

Arrêt de développement. — L'arrêt dans le développement des
voies d'excrétion des larmes peut se produire à toutes les
phases de l'évolution embryonnaire. La crête épithéliale qui
naît normalement au fond de la fourche lacrymale peut manquer complètement. Le sillon qui sépare le bourgeon maxillaire supérieur du bourgeon nasal externe peut rester ouvert
et donner lieu à une forme de bec-de-lièvre, incompatible avec
la vie, que l'on a observé (Broca) dans quelques cas rares et
compliqués (cas de Guersant).

Mais les deux lèvres du sillon peuvent se rejoindre et la
crête lacrymale manquer complètement : les cas connus, d'absence totale des voies lacrymales sont compliqués souvent
d'anophtalmie et d'autres vices de développement (Manz).

Lorsque la crête lacrymale manque en haut, on observe l'absence du sac lacrymal (Berger) ; quand elle manque en bas c'est
le canal nasal qui est absent (Dupuytren). Le cas de Dupuytren,
d'absence du canal nasal, se compliquait de fistule lacrymale.

Les observations de fistule lacrymale congénitale sont nom-

breuses (Scarpa, Aug. Bérard, C. du Villard, Boyer, Velpeau).
Faut-il faire rentrer la fistule lacrymale dans les accidents survenus par arrêt de développement ? Peut-on comparer au point
de vue pathogénique la fistule lacrymale à la fistule cervicale,
par exemple, qui est due à n'en pas douter à la jonction incom-
plète, sur la ligne médiane, des arcs branchiaux ? Nous pensons
que, dans des cas rares (Wood), la *fistule congénitale* doit être
mise sur le compte d'une solution de continuité de la crête
lacrymale ; mais le plus souvent la fistule lacrymale *dite congénitale* est consécutive à l'inflammation aiguë du sac. Dans le
cas de Wood l'enfant est né avec la fistule bilatérale.

Vices de développement.— Sans parler des vices de développement qui atteignent les points et les conduits lacrymaux,
nous devons mentionner les rétrécissemetts congénitaux du
canal lacrymo-nasal qui intéressent tout particulièrement la
dacryocystite congénitale (Monro, Mackensie). Ces rétrécis-
sements osseux du canal coïncident avec des dispositions
anatomiques de la face, que l'on attribue en général aux races
sémitique et mongole. Le canal plus ou moins aplati, dévié
légèrement, présente sur un point quelconque de son parcours,
quelquefois sur toute sa hauteur, un calibre fort réduit, dispo-
sition peu favorable à l'écoulement régulier des larmes. L'en-
combrement dans le sac, l'irritation peuvent en être la conséquence, plus ou moins rapidement après la naissance. On dit
encore dans ces cas que l'on a affaire à une dacryocystite congénitale.

Un retard, un arrêt de développement, un vice de conformation des voies lacrymales existant à la naissance, le magma
qui encombre la partie supérieure de celles-ci apparaîtra dans
le coin de l'œil, il constituera dans le canal une épine, appelant
l'hyperhémie de la muqueuse ; jusque-là un peu de matière
jaunâtre au canthus interne, l'écoulement continu des larmes
sur la joue constituent tous les troubles, mais un autre
facteur vient s'ajouter à eux et modifier l'affection ; je veux
parler de l'infection.

§ III. — **Bactériologie.**

A la faveur de la congestion de la muqueuse, dans ce magma qui constitue un excellent bouillon de culture, le microbe se développe avec la plus grande facilité. Quel est le point de départ de l'infection? En général, c'est la flore bactérienne des bords ciliaires (Terson, Cuénod) et de la conjonctive (Morax), qui envahit le sac, conduite par les larmes (Bach). Lorsque la communication existe entre le sac et le méat inférieur, les microbes multiples de la pituitaire montent jusqu'au sac et y pullulent.

Peut-être même, une infection endogène peut-elle se produire. Mercanti, dans une observation, a trouvé le *coli commune* dans le pus de la dacryocystite congénitale. Le coli est-il venu ici par voie sanguine? Cela n'est pas impossible. On doit aussi se demander si le coli a été l'agent premier de la suppuration, comme il l'a été dans certains cas de salpingite par exemple, ou bien si, profitant d'une infection déjà existante, il est venu se surajouter.

Les recherches bactériologiques sont rares en ce qui concerne la dacryocystite congénitale.

Dans deux cas où nous avons pu faire l'examen du pus, nous avons rencontré un grand nombre de microbes parmi lesquels dominait le staphylocoque doré qui poussait, sur gélose, de vigoureuses cultures. Sa virulence était médiocre dans les deux cas.

§ IV. — **Diathèses.**

La dacryocystite congénitale a été mise parfois sur le compte de la syphilis, de la tuberculose, l'affection se développant d'ailleurs sur des sujets prédisposés ou non par l'état antérieur des voies lacrymales (Terson).

Nous y reviendrons.

CHAPITRE III

Étiologie.

Nous venons de voir comment un développement anormal, et l'infection secondaire produisent la dacryocystite congénitale. Mais des causes d'ordre multiple président à l'apparition de la maladie. Parmi ces causes les unes sont principales, occasionnelles, pouvant par elles-mêmes, par elles seules, produire la dacryocystite cengénitale; les autres sont accessoires, adjuvantes, prédisposantes.

Causes occasionnelles. — a) SYPHILIS. — Wicherkiewiz, Terson (de Toulouse) citent des observations de dacrocystite congénitale due à la syphilis. Mais, dans ces cas, ce qui est congénital c'est la syphilis et non la dacryocystite.

Y a-t-il dans les cas où la syphilis atteint le canal lacrymo-nasal et le sac lacrymal, une prédisposition de ce côté, quelque malformation, une tendance au rétrécissement, ou bien même un retard dans l'évolution?

On sait d'une part que la syphilis du fœtus prédispose à la naissance prématurée; Francotte a montré, d'autre part, par des expériences célèbres, que le virus syphilitique produit chez l'embryon et le fœtus des malformations variées, des arrêts dans le développement d'un organe quelconque.

N'y a-t-il pas dans l'hérédité, si souvent constatée dans les observations de dacryocystite congénitale, une raison de croire que la diathèse agit sur le fœtus en retardant son développement, en faisant dévier l'évolution de ses organes, en affaiblissant, en dyscrasiant tout individu ?

Quoi qu'il en soit, la syphilis héréditaire précoce produit chez le nouveau-né, une dacryocystite subaiguë, par un mécanisme assez complexe.

Coryza. — Et d'abord quelques observations (Terson) constatent la coexistence du coryza syphilitique avec la dacryocystite. En même temps que l'écoulement abondant par les narines, les croûtes et les épistaxis, on observe l'inflammation du sac, *bilatérale*, avec les troubles qui s'y rattachent. C'est généralement l'infection secondaire propagée du nez aux voies lacrymales, qui occasionne la dacryocystite syphilitique. Mais vraisemblablement la syphilis héréditaire précoce peut agir sur la *muqueuse* en produisant des plaques muqueuses, que l'on n'a pu jusqu'ici constater de visu ; nous nous appuyons pour avancer la possibilité des plaques muqueuses dans le canal et le sac lacrymaux, sur les productions semblables constatées par Sevestre dans le conduit auditif externe, et à l'entrée de la trompe de Fallope, coïncidant avec le coryza syphilitique et une otorrhée de même nature.

Par analogie aussi on peut admettre que la syphilis héréditaire précoce peut atteindre les parois osseuses du sac et du canal, sous forme d'ulcération ou d'ostéophytes. Parrot a décrit ces lésions ulcéreuses et ostéophytiques des os du crâne et de la face, en regard des exostoses, périostoses et des gommes des os longs.

b) Tuberculose. — Dans l'une des observations de Weiss, que nous avons rapportée, il s'agit d'une carie manifeste de l'unguis et de la branche montante du maxillaire ; dans une de nos observations, il s'agissait également d'une lésion tuberculeuse des parois osseuses du sac lacrymal. L'enfant mourut de tuberculose ; il était issu d'une mère manifestement phtisique.

On ne peut nier que dans ces cas la tuberculose ait été la cause efficiente de la dacryocystite congénitale.

Personne ne nie plus aujourd'hui la tuberculose congénitale, l'hérédo-contagion, la contagion directe de la tuberculose de la mère au fœtus.

Les observations de Charrin, de Jacobi, de Merkel, de Saboureau en font foi. En outre, la tuberculose du nouveau-né n'est pas aussi exceptionnelle qu'on l'a cru jusqu'ici, témoin les statistiques de Barthez et Sanné, les expériences et les observations du professeur Landouzy.

c) Traumatisme. — Un côté de la cuiller du forceps, portant sur le sillon naso-jugal et le canthus interne, peut produire un aplatissement, une fracture même des parois osseuses du sac et du canal. Une observation de Peters semble confirmer cette manière de voir.

Causes adjuvantes. — 1° Elles tiennent à *l'enfant.*

Hérédité. — Elle est signalée dans un quart environ des observations; en général, c'est deux frères qui sont pris (Berard, Peters), quelquefois on signale l'affection chez les ascendants et les parents plus ou moins proches (une tante, une cousine; Weiss).

Naissance prématurée. — Elle est signalée dans une seule observation (Weiss), doit être recherchée dans les observations ultérieures : elle peut être mise elle-même sur le compte de la syphilis, de la tuberculose, de l'hérédité. Nous l'avons relevée dans deux cas.

Age. — C'est en général dès le lendemain de la naissance qu'apparaissent les troubles du côté des voies lacrymales. Ils peuvent apparaître plus tard, passer inaperçus les premiers jours; un rétrécissement congénital n'ayant point de raison pour se manifester, étant donné que les glandes lacrymales ne sécrètent pas de larmes les premiers jours ou en sécrètent en très minime quantité.

Mais en naissant l'enfant peut porter une tumeur lacrymale (Delbeau) ou une fistule lacrymale (Wood).

La dacryocystite congénitale due à une diathèse se manifeste en général plus tardivement, de la première à la dixième semaine et plus tard.

Sexe. — Les filles sont beaucoup plus prédisposées que les garçons ; sur les 11 observations de notre statistique, nous ne relevons pas moins de 8 filles pour 3 garçons.

La prédominence des filles n'est pas aussi marquée dans les observations de Peters et de Weiss.

2° Elles tiennent *à la maladie*.

Fréquence. — Au dire de Chauvel, sur 50 dacryocystites, il en est 17 qui datent de l'enfance ; parmi celles-ci, quelques-unes sont congénitales, mais leur nombre est relativement restreint. On considère comme une affection fort rare, la dacryocystite congénitale qui pourtant se rencontre assez souvent quand on recherche les anamnestiques chez les patients. Galezowski prétend que dans un quart des cas de dacryocystite pris en bloc on peut trouver une prédisposition héréditaire. Comme le fait remarquer Heddaeus, la dacryocystite congénitale est une affection généralement bénigne qui se manifeste par quelques troubles sans importance, auxquels les mères et les sages-femmes ne prêtent pas attention et qu'elles traitent sans consulter le médecin. Le plus souvent, en effet, l'obstruction du canal naso-lacrymal est momentanée ; le médecin quelquefois consulté ne reconnaît pas l'origine de la matière jaunâtre qui salit l'œil du nouveau-né. Il pense à une conjonctivite, ordonne un collyre, des lavages et la dacryocystite guérit sans avoir été vue, diagnostiquée et classée par un ophtalmologue. Dans les cas rares où il s'agit, non d'un retard, mais d'un arrêt de l'évolution du canal ; dans les cas où l'infection secondaire a compliqué l'affection et, dans ces cas seulement, on s'adresse au spécialiste. D'autre part, bien des cas ne sont pas publiés. M. le professeur Panas a en mémoire six cas, au moins, soignés dans la clientèle de la ville. Nos confrères en ophtalmologie, nos amis Valude, Rochon-Duvigneaud, Terson m'en ont fourni d'intéressantes observations, de leur pratique. Malgré le nombre des cas bénins pour lesquels on ne vient pas consulter, malgré les cas non reconnus, et ceux que l'on ne publie pas, nous avons cependant trouvé dans la littérature une quarantaine d'observations appartenant à Scarpa, Aug. Berard, C. du Villards, Dolbeau, Hutchinson, Peters, Terson, Coppez, Chevallereau, Weiss, Wood, Lange, Heddæus. Sur 17,813 malades qui sont venus consulter à l'Hôtel-Dieu durant les quatre années 1893, 1894, 1895, 1896, nous avons relevé 10 cas de dacryocystite congénitale.

Le tableau ci-dessous nous montre que, pour ce qui est des cas d'une certaine gravité, la dacryocystite congénitale s'observe :

$$\frac{\text{une fois}}{\text{1,700 malades}} \qquad \frac{\text{une fois}}{\text{80 dacryocystites}} \qquad \text{environ.}$$

Statistique.

ANNÉES	TOTAL DES MALADES	DACRYOCYSTITES EN BLOC	DACRYOCYSTITES CHEZ LES ENFANTS	DACRYOCYSTITES CONGÉNITALES
1893.....	4.447	151	6	3
1894.....	4.420	194	13	4
1895.....	4.335	234	19	1
1896.....	4.611	259	20	2
	17.813	838	58	10

Quelle est la fréquence relative de la dacryocystite congénitale dépendant d'une diathèse, congénitale elle-même, ou du retard d'un vice de développement des voies lacrymales ? Il est évident, que l'on est rarement appelé à observer une dacryocystite dépendant du coryza syphilitique ou de la tuberculose héréditaire précoce. Dans ces cas, la maladie générale est tellement grave qu'elle prime tous les symptômes accessoires et laisse peu d'intérêt à la dacryocystite coexistante.

Quelques auteurs, sans nier l'existence de la dacryocystite de cette nature, affirment ne l'avoir jamais observée (Peters). Nous pensons avec Wicherkiewicz et Terson que son existence est indéniable, et que les syphiligraphes et les médecins d'enfants doivent avoir l'occasion de l'observer plus souvent que les

.ophtalmologues. Pour notre compte, nous donnons une observation au moins qui doit être mise sur le compte de la tuberculose.

 Coté atteint. — La dacryocystite congénitale siège habituellement à gauche et est monolatérale : six fois sur les sept
observations de Peters elle a été monolatérale gauche ; une
fois elle a été bilatérale. Nous relevons deux observations seulement où le côté droit seul a été pris : en général quand la
dacryocystite n'atteint pas le côté gauche seul, elle est bilatérale : nous en connaissons cinq exemples dont un inédit appartenant à M. le Professeur Panas. Remarquons en outre que
lorsque la dacryocystite est double, elle est souvent fistuleuse
(Hutchinson, Wood).

En somme, la dacryocystite congénitale, souvent méconnue
grâce à sa bénignité, est une affection plus fréquente que l'on ne
le croit généralement ; elle est due principalement à une irré-
gularité dans le développement des voies lacrymales, mais peut
reconnaître comme cause une diathèse atteignant secondairement le canal nasal et le sac lacrymal. La dacryocystite congénitale emprunte ses signes dominants, ses lésions principales
à l'infection surajoutée venue généralement du nez, mais pouvant venir aussi de la conjonctive. Suivant le micro-organisme
qui arrive dans le sac, suivant même la virulence de ce micro-
organisme, suivant aussi l'état du canal et des canalicules,
la dacryocystite congénitale prendra des caractères différents,
des modalités diverses que nous allons décrire dans l'étude des
symptômes.

CHAPITRE IV

Symptomatologie.

Les symptômes par lesquels se manifeste la dacryocystite congénitale sont éminemment variables ; ils diffèrent suivant la cause provocatrice de l'affection. Il est permis de dire cependant que la prédominence pathogénique du retard évolutif du canal lacrymo-nasal, crée le type normal, classique de la maladie. C'est cette forme qui, à proprement parler, constitue la dacryocystite congénitale tout entière. Les autres formes sont accessoires, elles reconnaissent pour cause une affection générale, elle-même congénitale, qui se localise sur le sac et le canal lacrymo-nasal, ou bien elles sont sous la dépendance d'un trauma (Peters) ou d'une simple prédisposition au rétrécissement du canal.

Forme ordinaire. — Début. — La maladie s'annonce par une légère *suppuration* dans le coin de l'œil le jour même ou le lendemain de la naissance. Quelquefois le début est plus ou moins tardif ; il survient à la fin du premier septénaire et même plus tard ; mais jamais, dans cette forme, le début ne s'observe après le premier mois, comme cela arrive souvent dans les cas où l'affection reconnaît une cause différente du retard dans l'évolution du canal lacrymo-nasal.

État. — On peut, à la maladie constituée, décrire deux périodes qui sont distinctes, et diffèrent par la présence ou l'absence de l'infection surajoutée. La première période, à laquelle nous proposons de donner le nom de *période d'engorgement*, se distingue par le peu de réaction, par sa durée très variable, par sa terminaison quelquefois brusque, aboutissant à la guérison, sans que lui ait succédé la deuxième période, à laquelle nous donnons le nom de *période d'infection*.

A. — Période d'engorgement. — *Magma. Mucus.* — Dès la naissance, l'extrémité inférieure du canal nasal étant obstruée ou encombrée, il se produit dans le sac et le canal une accumulation des produits épithéliaux, graisseux, jaunâtres, qui ont tendance à apparaître dans le coin de l'œil, et le premier phénomène, en effet, est la présence dans le canthus interne, d'une matière jaunâtre, épaisse, constituée principalement par des débris épithéliaux (Heddaeus).

En ce moment, le sac, de très petites dimensions, se vide facilement et la pression à l'angle interne, ne réussit souvent pas à faire sourdre par les points lacrymaux, une quantité appréciable de matière jaune. De sorte que, au premier examen, devant l'accumulation de matière dont l'origine est au moins douteuse, on peut s'égarer et porter un diagnostic erroné.

Mais le boyau épithélial agit dans le sac comme une épine, il provoque l'hyperhémie des voies lacrymales, l'exagération du travail de résorption de la couche épithéliale la plus superficielle de la muqueuse et a pour conséquence :

1° L'augmentation de la quantité de matière.

2° La diminution de sa consistance.

En effet, le magma jaunâtre que, les premiers jours, il suffisait d'enlever une ou deux fois dans les vingt-quatre heures pour que l'œil du nouveau-né soit propre, ce magma salit continuellement le canthus, se répand sur les bords ciliaires, accole les deux paupières et peut même s'écouler le long du nez et de la joue.

A la sécrétion des voies lacrymales plus abondante et plus fluide, s'ajoute l'*écoulement des larmes* qui s'établit normalement dans les premiers jours et contribue à diluer le magma du sac. Il s'écoule, dès lors, du mucus plus ou moins liquide d'un jaune plus franc que le magma blanc-jaunâtre des premiers jours.

L'écoulement n'est pas continu, en effet il cesse complètement pendant la nuit ou plutôt pendant que l'enfant dort, à l'instar de la dacryocystite chronique de l'adulte qui, suivant la judicieuse remarque de Saint-Yves, ne sécrète pas pendant la nuit. Heddæus insiste sur ce point que, lorsque, le soir, en couchant l'enfant, on a eu soin de bien laver l'œil atteint, on le retrouve le lendemain matin *aussi propre que possible ;* c'est donc dans les premières heures après le réveil que le mucus apparaît dans le coin de l'œil et salit ensuite les bords palpébraux ; il se renouvelle à mesure que l'on nettoie l'œil, et la pression sur le sac, extérieurement, fait sourdre à tout moment par les points lacrymaux, par l'inférieur surtout, des gouttes, des filaments de mucus ; l'humidité, le froid, le vent augmentent la quantité de l'écoulement ; la sécheresse, la chaleur la diminuent. Quelquefois le larmoiement unilatéral est le phénomène le plus saillant (Landolt).

Mucocèle. — La sécrétion peut, dans certaines conditions, et principalement lorsqu'il y a atonie de la paroi antérieure du sac ou étroitesse des canalicules lacrymaux, provoquer la distension du sac et l'apparition d'une tumeur dans l'angle interne, caractéristique de la dacryocystite.

L'hydropisie du sac (mucocèle, ou varice du sac) a comme chez l'adulte les caractères d'une tumeur molle, à fluctuation spéciale, indolente ; elle prend quelquefois la forme bilobée ou en gourde (Desmarres).

Nous ne saurions insister sur la description de l'hydropisie du sac qui ressemble en tous points à celle de l'adulte.

Intégrité de l'œil et des annexes. — L'œil dans cette période conserve sa clarté, sa pureté, la conjonctive est intacte, on n'observe que rarement une légère injection conjonctivale et encore la conjonctivite est dans ces cas partielle (Weiss).

État de la pituitaire. — L'examen des fosses nasales révèle, lorsque l'affection est unilatérale, un état de sécheresse particulier de la narine, correspondante au côté atteint. La muqueuse sèche paraît vernissée, lisse, présente quelquefois des croûtes.

B. — Période d'infection. — *Dacryocystite chronique.* — La dacryocystite congénitale peut s'arrêter à la période précédente et passer presque inaperçue. Mais souvent l'état fœtal du canal persistant, la désobstruction ne se faisant qu'incomplètement, un facteur nouveau, l'infection, vient modifier l'allure de la maladie. Le micro-organisme, à la faveur de la congestion préexistante dans le sac, envahit les voies lacrymales avec facilité. Nous avons vu à la pathogénie, l'origine et la nature de l'agent infectieux, nous n'y reviendrons pas.

A partir de ce moment, la dacryocystite congénitale se manisfeste par des symptômes fonctionnels et physiques, qui sont ceux de la blennorrhée chronique acquise du sac, aussi n'y insisterons-nous pas.

La tumeur de l'angle interne se prononce, le tendon de l'orbiculaire est soulevé, du muco-pus, du pus bien lié s'écoule, mêlé aux larmes, par le coin de l'œil et quelquefois par la narine correspondante.

La pression sur le sac fait sourdre des flots de pus.

Malgré l'état subaigu de l'affection, la réaction extérieure et générale sont minimes, la tumeur est pour ainsi dire indolore, elle n'a pas de tendance, à cette période, à tendre la peau, à la perforer pour créer une fistule. D'autre part, on n'observe aucune complication du côté de l'œil, à peine un peu de conjonctivite avec une légère sécrétion conjonctivale. La santé de l'enfant est bonne, le nouveau-né respire bien, il tète avec appétit.

Dacryocystite aiguë. — Après un, ou deux mois de durée, brusquement ou insensiblement la dacryocystite cesse, l'écoulement normal des larmes dans le nez s'établit, tout rentre dans l'ordre. Cependant, dans quelques cas rares, la virulence des microbes qui pullulent dans le sac s'accentue, sous l'influence du froid ou d'un mauvais état général. Il se produit alors un véritable *abcès du sac :* la muqueuse enchifrenée, épaissie, obstrue les canalicules lacrymaux et dans le sac transformé en *cavité close,* l'abcès se développe rapidement, poussant en avant la paroi antérieure, amincissant cette paroi et la perforant au point culminant. La fistule est établie, le pus s'écoule, excoriant la peau. Entretenue par l'écoulement des larmes et du pus, la fistule tarde à se cicatriser, elle peut persister jusqu'à ce qu'un traitement convenable vienne à la faire disparaître ; elle peut se cicatriser et se rouvrir à l'occasion d'une nouvelle poussée aiguë.

Ainsi donc la dacryocystite congénitale, sous la dépendance de l'état fœtal du canal lacrymo-nasal, peut dès les premiers jours disparaître spontanément, brusquement, sans avoir inquiété l'entourage de l'enfant (Panas, Heddæus, Peters), c'est là même le cas le plus fréquent (Heddæus) ; elle peut par contre s'aggraver du fait de l'infection et devenir la blennorrhée chronique et aiguë du sac, avec ou sans fistulisation consécutive ; la durée est dès lors beaucoup plus longue. La blennorrhée chronique, état dans lequel nous sont, en général, présentés les petits malades, peut durer de un à quelques mois, un an et plus (Weiss) et disparaître aussi spontanément ou sous l'influence d'un traitement médical.

Lorsqu'au contraire la fistule s'établit, la guérison n'est obtenue que par le traitement chirurgical.

Formes anormales. — I. FISTULE LACRYMALE CONGÉNITALE. — Nous venons de voir comment peut s'établir à la suite de la dacryocystite aiguë congénitale, une fistule lacrymale ; elle peut aussi survenir sans aucun phénomène inflammatoire, sans suppuration à la suite d'une simple mucocèle ; il se produit dans ces conditions une véritable soupape de sureté qui rejette le trop-plein du sac ; larmes, mucus, muco-pus.

Mais il est des cas (Wood, Wicherkiewicz) où l'enfant vient au monde avec la fistule lacrymale, nous nous sommes déjà expliqué sur la pathogénie de cette fistule : elle est généralement bilatérale et peut guérir spontanément. Le plus souvent la guérison est trompeuse, et la fistule s'ouvre au bout d'un temps plus ou moins long, réclamant un traitement spécial.

II. — Dacryocystite congénitale syphilitique. — Elle est liée au coryza syphilitique ; c'est un accident syphilitique précoce survenant près de la naissance dans la 2ᵉ ou la 3ᵉ semaine. L'enfant est d'abord enchifrené, respire et tète difficilement ; l'écoulement nasal est d'abord séreux, puis sanieux, verdâtre, purulent, d'odeur fétide, irritant les parties voisines. La pituitaire est couverte de croûtes qui se renouvellent continuellement.

L'infection remonte vers le sac lacrymal et la dacryocystite prend l'aspect d'une blennorrhée subaiguë dont l'évolution est intimement attachée à celle de la maladie causale. Mais dans ces cas la dacryocystite n'est qu'un épiphénomène secondaire devant l'importance de la maladie générale. L'enfant atteint de syphilis héréditaire précoce, présente un aspect simiesque particulier, la peau est ratatinée, craquelée, l'amaigrissement intense, les yeux enfoncés dans l'orbite, entourés d'une pigmentation jambonnée. Au coryza syphilitique se joignent les fissures aux lèvres, aux narines, aux paupières, à l'anus. Plus tard apparaissent les syphilides cutanées, les manifestations viscérales qui mènent à la cachexie générale et à la mort.

III. — Dacryocystite congénitale tuberculeuse. — Dans plusieurs observations de dacryocystite congénitale on a pu constater la carie de l'unguis et de l'apophyse montante du maxillaire supérieur (Peters, Weiss). Dans notre cas, l'enfant mourut de broncho-pneumonie tuberculeuse. La tuberculose du sac est-elle primitive ? ou bien la tuberculose se localise-t-elle secondairement sur les voies lacrymales déjà atteintes ? On ne saurait être fixé sur ce point : la lecture des observations fait plutôt pencher vers la seconde hypothèse ; d'autre part, on connaît les tuberculoses latentes, en particulier celle de la pituitaire (Strauss).

Quoi qu'il en soit, la dacryocystite congénitale tuberculeuse se conduit comme un abcès froid, se fistulise et peut durer longtemps sans l'intervention réparatrice. Des accidents aigus peuvent survenir durant le cours de cette dacryocystite, en général torpide (cas de Valude).

IV. — Dacryocystite congénitale compliquée. — Les cas sont rares dans lesquels la dacryocystite congénitale se complique. Comme nous l'avons vu, la forme normale ne s'accompagne, dans la grande majorité des cas, d'aucune complication.

Les complications sont locales et générales.

1° *Complications locales.* — Du côté des *voies lacrymales* la fistulisation de l'abcès du sac, la carie de l'unguis, la formation d'un véritable séquestre sont considérées comme des complications d'une fréquence relative. L'écoulement du pus par l'orifice fistuleux excorie la peau, y produit de l'eczéma suintant et une infection diffuse de la peau du voisinage qui se traduit localement par de la rougeur, et au loin par des adénites, (ganglion préauriculaire, ganglions sous-maxillaires). Les canalicules lacrymaux peuvent être très étroits ou même obstrués à leur orifice externe (papille) par une membrane mince qui empêche les larmes d'arriver au sac et la sécrétion de celui-ci d'arriver au coin de l'œil. Le pus s'écoule alors par la narine seulement (Lange).

Du côté de l'*œil*, nous avons parlé déjà de la conjonctivite localisée à la conjonctive palpébrale inférieure (Weiss).

Cette conjonctivite peut s'étendre à la conjonctive bulbaire, à celle des culs-de-sac (Weiss). La sécrétion conjonctivale, les larmes, plus abondantes, se mêlent à la sécrétion du sac et la suppuration en est augmentée d'autant.

La persistance, durant un certain temps, de la suppuration finit par retentir sur l'appareil glandulaire des bords ciliaires : *une blépharo-conjonctivite* de moyenne intensité se développe qui suit, comme la conjonctivite, la marche de la dacryocystite.

L'infiltration des tissus de la paupière inférieure produit aussi à la longue l'*éversion du bord palpébral* et le larmoiement devient permanent, après guérison complète de la dacryocystite.

Dans un seul cas de Weiss la dacryocystite congénitale s'est accompagnée de complications cornéennes. Encore Peters, ne veut-il pas admettre que ces complications fussent sous la dépendance de la dacryocystite. Il les met plutôt sur le compte de l'état général de l'enfant qui mourut d'ailleurs après la guérison de sa dacryocystite et des lésions de la cornée.

Il s'agissait dans le cas de Weiss d'une dacryocystite double qui d'un côté, s'accompagna d'*ulcus serpens*, qui, après sondage, disparut avec la dacryocystite elle-même. Peters insiste sur la rareté de ce genre de complication, comparée surtout à leur fréquence dans la dacryocystite acquise de l'adulte et de l'enfant.

2° *Complications générales.* — Nous ne referons pas le tableau du petit syphilitique et du nouveau-né tuberculeux ; nous citerons cependant la difficulté de respirer signalée dans deux observations de Weiss, la difficulté de têter, qui révèlent sur les voies respiratoires supérieures, des troubles sur lesquels les observations ultérieures devront nous éclairer.

Mais la blennorrhée du sac constitue, pour le nouveau-né, un excitant du système nerveux qui le prédispose aux convulsions. Il est aussi un foyer microbien d'où peuvent partir des colonies capables de cultiver dans des milieux plus ou moins éloignés.

Nous sommes en droit de nous demander si dans notre observation suivie de mort, la broncho-pneumonie n'a pas été produite par les micro-organismes partis du foyer lacrymal.

L'inflammation du sac peut aussi être le point de départ de réflexes sur la nature desquels nous n'avons pas encore de données précises.

V. — DACRYOCYSTITE CONGÉNITALE TRAUMATIQUE. — Dans une seule observation de Peters nous relevons les traces d'un traumatisme grave de la face, qui au moment de l'accouchement au forceps, a été aplatie et déformée du côté de la dacryocystite. Peters se demande si le trauma n'a pas pu agir, dans ce cas, sur le canal et le sac lacrymaux pour y provoquer un rétrécissement ou une déviation, une fracture même capable de provoquer à la suite tous les troubles observés. Ajoutons d'autre part que, dans les 10 observations qui nous sont personnelles, nous avons noté que 4 fois les enfants étaient nés de mères primipares, 2 fois l'accouchement a été laborieux, une fois il a été pratiqué avec le forceps.

De ces faits on peut peut-être induire que, du moins dans quelques cas, l'aplatissement des parties pendant l'accouchement, à travers un bassin rétréci, n'est pas sans influence sur la production de la dacryocystite congénitale.

Pour nous résumer, nous dirons que la dacryocystite congénitale proprement dite a une symptomatologie simple qui se peut déduire de la nature même de la maladie. Le canal lacrymonasal restant à l'état fœtal, imperforé, à son abouchement dans le méat inférieur, dès la naissance, un magma épais se montre dans le coin de l'œil ; les larmes, la congestion de la muqueuse du sac, contribuent à rendre ce magma moins consistant et plus abondant ; puis souvent, l'infection survient, la blennorrhée s'établit et évolue normalement vers la guérison spontanée.

A la dacryocystite congénitale on a rattaché les blennorrhées du sac consécutives au coryza syphilitique, à la tuberculose nasale, au traumatisme.

Une conformation spéciale du nez et de toute la face particulière aux races mongole et sémitique produit une prédisposition à la dacryocystite, prédisposition qui peut d'ailleurs s'affirmer dès le bas âge ou attendre pour se révéler un nombre d'années fort variable. Cette forme ressemble en tous points à ce que nous observons habituellement chez l'adolescent et chez l'adulte.

CHAPITRE V

Diagnostic.

1° **D. positif.** — Le diagnostic de la dacryocystite congénitale repose sur des faits de deux ordres : les premiers sont des
signes de probabilité, seuls les seconds nous permettent d'affirmer ce diagnostic.

Signes de probabilité. — Ils sont tirés de l'âge du sujet, du
début brusque de l'affection le jour ou le lendemain même de
la naissance, de la présence dans le coin de l'œil d'un magma
épais et jaunâtre, qui cesse de se produire pendant le sommeil
de l'enfant, et qui ne s'accompagne pas d'inflammation conjonctivale ou de lésion cornéenne.

Signes de certitude. — Lorsqu'en présence des symptômes
précédents, on peut par la pression dans la région du sac,
faire sourdre à travers les points lacrymaux du muco-pus ou
du pus, on peut affirmer que la dacryocystite existe.

Pour confirmer un diagnostic déjà certain, nous ne conseil-
lons pas de faire, chez le nouveau-né, ce que l'on fait sans in-
convénient chez l'adulte, je veux dire le passage d'une sonde
ou l'injection avec la seringue d'Anel d'un liquide antiseptique
par le point lacrymal inférieur. Outre que ces manœuvres sont
pénibles et exigent la chloroformisation ; elles offrent des dangers sur lesquels nous insisterons à propos du traitement.

2° **D. différentiel.** — On a l'habitude de faire le diagnostic
différentiel de la dacryocystite en général à ses trois périodes :
de larmoiement, de blennorrhée et d'abcès, fistuleux ou non.

Nous ne pouvons, pour la dacryocystite congénitale, nous conformer à l'usage établi, parce que la période de *larmoiement simple* manque ici et que, une fois l'abcès et la fistule établis, le diagnostic de la dacryocystite congénitale n'a plus rien de particulier: il s'impose de lui-même.

Les affections qui peuvent simuler la blennorrhée du sac chez le nouveau-né sont: la conjonctivite purulente et la conjonctivite à pneunocoques de M. Parinaud.

Tous les auteurs : Peters, Heddæus, Weiss, insistent sur les erreurs fréquentes de diagnostic commises par les sages-femmes et les médecins, eux-mêmes, au sujet de la conjonctivite des nouveau-nés. Cependant les caractères de cette dernière sont différents : le début est plus éloigné de la naissance que celui de la dacryocystite ; il est marqué par l'écoulement d'un liquide louche qui ne ressemble en rien au magma épais qui provient du sac : le liquide se transforme peu à peu en véritable pus qui s'écoule à flots sur les joues.

Les deux yeux offrent un aspect particulier ; la conjonctive palpébrale est rouge, sa vascularisation cache les glandes meibomiennes, les culs-de-sac sont tuméfiés, la conjonctive bulbaire œdématiée entoure d'un chémosis rouge le limbe cornéen ; la pression du sac est négative. Relevons enfin cette particularité intéressante : c'est que la conjonctivite des nouveau-nés est toujours bilatérale, tandis qu'au contraire la dacryocystite congénitale est unilatérale dans la plupart des cas.

C'est à la période de la blennorrhée du sac que les enfants sont en général présentés à l'ophtalmologue, le médecin a déjà tenté habituellement la cautérisation sur la conjonctive et les collyres en usage, sans résultat.

Le nouveau-né nous est conduit pour une conjonctivite rebelle pour du larmoiement unilatéral (Landolt), et, à première vue, on se tromperait si l'attention n'était pas éveillée par l'intumescence plus ou moins manifeste de la région du sac lacrymal.

En présence d'une tumeur lacrymale le diagnostic sera aisé.

Ni les kystes prélacrymaux, ni les dilatations kystiques des

L.

3

canalicules (Desmarres) n'ont été observées chez les nouveau-nés. En effet, quoique congénitaux (Verneuil, Panas) les kystes prélacrymaux ne se révèlent à la naissance par aucun phéno-mène particulier capable d'attirer l'attention.

Ce n'est que plus tard, surtout au moment de la puberté, que ces kystes augmentent le volume et réclament une intervention.

La conjonctivite à pneumocoque de M. Parinaud se pré-sente sous l'aspect d'une simple conjonctivite catarrhale ; elle possède comme caractère principal d'être consécutive à une rhinite spéciale due au pneumocoque. Le même micro-orga-nisme se rencontre presque à l'état de pureté dans la sécrétion de la muqueuse pituitaire et de la conjonctive. Ce qu'il y a de par-ticulier ici, c'est que l'infection pneumococcique a traversé les voies lacrymales sans s'y arrêter. La recherche des signes de certitude que nous avons énumérés plus haut restera négative. La dacryocystite peut exister chez l'enfant en bas âge et sans être d'origine congénitale. Elle peut survenir comme complica-tions de ces mêmes conjonctivites que nous venons d'étudier.

Les anamnestiques mettront sur la voie du diagnostic en nous faisant connaître quelle est, de la conjonctivite ou de la dacryocystite, l'affection qui a commencé. C'est en général les conjonctivites graves et prolongées qui retentissent sur le sac ; *rarement elles épargnent la cornée* et la pituitaire n'offre pas dans ces cas l'état de sécheresse que nous lui avons reconnu dans la dacryocystite congénitale.

3° **D. causal.** — Quatre fois sur cinq et plus souvent encore, peut-être, la dacryocystite congénitale sera la forme normale que nous avons décrite au début de la symptomatologie ; c'est la forme causée par la persistante de l'état fœtal du canal lacrymo-nasal.

Elle est essentiellement bénigne, monolatérale, précoce. Au contraire, la dacryocystite congénitale, d'origine syphilitique ou tuberculeuse, est généralement plus tardive ; elle est bilaté-rale et s'accompagne d'un état général particulier.

Le petit syphilitique joint à son coryza aigu un aspect simiesque, un amaigrissement considérable, des fissures labiales et
anales, des éruptions cutanées polymorphes.

Le petit tuberculeux a la respiration souvent gênée ; son
faciès est celui d'un petit vieillard, ridé et rabougri.

Le plus souvent la maladie générale emporte ces pauvres
êtres. Quand il survivent, les exostoses, les périostoses, les caries
osseuses produisent chez eux des désordres qui, même à la lon-
güe, peuvent, rétrospectivement, faire reconnaître la nature de
la dacryocystite.

4° **D. des complications**. — Nous ne reviendrons pas ici
sur les complications générales et locales que nous avons
déjà décrites.

Rappelons seulement les troubles qui peuvent coexister
avec la dacryocystite ou qui peuvent lui donner une allure
spéciale. Nous voulons parler des vices de conformation, tels
que la fistule congénitale et l'obstruction des canalicules
lacrymaux, congénitale ou pathologique.

CHAPITRE VI

Pronostic.

Le pronostic, d'une façon générale, est bénin, très bénin même pour Heddæus qui prétend, que la plupart des cas de dacryocystite congénitale guérissent sans avoir été diagnostiquées, sans avoir été vus par un ophtalmologue.

Les soins vulgaires d'antisepsie, la succion du nez pratiquée pour ainsi dire empiriquement par la sage-femme ou la nourrice suffisent pour écarter tous les troubles.

Cependant, dans les formes prolongées, l'inflammation chronique du sac et du canal nasal provoquent un rétrécissement dans le trajet du canal, rétrécissement grave par sa persistance et les troubles sérieux qu'il amène à sa suite.

C'est par ce mécanisme que se produisent généralement les abcès et les fistules du sac, accidents souvent tardifs et qui jettent une note grave dans l'allure bénigne de la dacryocystite congénitale.

Le seul cas qui se soit compliqué d'ulcus serpens (Weiss) est contesté par Peters, et nous croyons, comme lui, que les complications cornéennes doivent être mises dans ce cas particulier, sur le compte de l'état général qui fit d'ailleurs succomber l'enfant.

Il est, croyons-nous, inutile d'insister sur la gravité exceptionnelle de la syphilis héréditaire précoce et de la tuberculose congénitale. Quant au fait relatif à un traumatisme par le forceps pendant l'accouchement et relaté par Peters, l'auteur ne nous dit pas ce que devint, par la suite, le sujet de son observation. Il nous apprend seulement qu'il guérit de sa dacryocystite. Cela n'est pas fait pour nous étonner, car nous savons combien élastique et malléable est la tête du fœtus au moment de l'accouchement. Une déformation par le forceps, un aplatissement des parties disparaît rapidement après la naissance.

CHAPITRE VII

Traitement.

Le traitement de la dacryocystite congénitale peut être médical ou chirurgical. Nous allons d'abord étudier ces différents traitements et ensuite nous rechercherons quelles seront les indications et les contre-indications de l'un et de l'autre.

Le *traitement médical* consiste en lavages, collyres, massages et succions.

Les *lavages*, faits avec de l'eau pure, de l'eau boriquée, sublimée à 1/10000, la solution de biiodure de mercure à 1/40000 sont aujourd'hui pronés par tout le monde. C'est un moyen de propreté, un préservatif contre l'infection possible de l'œil et de ses annexes, plutôt qu'un traitement contre la dacryocystite.

Nous pourrions en dire autant des compresses humides en permanence.

Dans la plupart des cas, les douches nasales (Trousseau) sont de la plus grande utilité.

Les collyres le plus souvent employés sont les solutions de nitrate d'argent à 1/300, à 1/200 et à 1/100, celles de sulfate de zinc à 1/400 ou 1/300.

On les emploie en gouttes matin et soir ou bien une seule fois dans les 24 heures. Il est indispensable d'avertir les parents que les solutions caustiques et astringentes, jetées dans l'œil des nouveau-nés produisent un gonflement quelquefois alarmant, de la conjonctivite et du larmoiement passager qui ne doit pas les effrayer.

Le massage est un traitement inoffensif qui, pour la plupart des auteurs, est d'une efficacité réelle contre la dacryocystite congénitale. Pour être efficace, il doit être méthodique.

La compression digitale simple, répétée plusieurs fois dans la journée, doit vider complètement le sac lacrymal. Quant au massage, c'est la compression faite de bas en haut avec toute la douceur désirable, ayant le même but que la simple compression.

Il est évident que c'est à la suite de la compression du sac et du lavage que le collyre pourra être employé pour avoir une action efficace.

Ces divers modes de traitement constituent à proprement parler le *traitement d'expectative*, qui laisse à l'évolution naturelle du canal le soin de rétablir la communication des voies lacrymales avec le nez. Le massage active peut-être la désobstruction du canal mécaniquement, de même que la succion qui dans certaines contrées est pratiquée spontanément par les garde-couches (Coppez, Sous).

Le *traitement chirurgical* comprend tous les moyens opératoires employés contre la dacryocystite acquise.

Seulement, les conditions vitales des nouveau-nés mettent le chirurgien dans l'obligation de rechercher avec le plus grand soin les indications opératoires, afin d'éviter les interventions inutiles à des organismes aussi débiles.

Nous ne ferons que mentionner le cathétérisme rétrograde par la sonde Gensoul plus ou moins modifiée, que Artl a vainement tenté au dire de son élève Heddæus.

Le cathétérisme d'Anel a été, et est encore aujourd'hui employé très souvent, accompagné ou non d'injections modificatrices avec la seringue d'Anel.

La méthode de sondage chez le nouveau-né suit les mêmes règles que chez l'adulte, mais deux conditions spéciales y portent des modifications naturelles. Etant donnée l'étroitesse des canaux, on a le plus souvent employé la sonde n° 1 de Bowman, c'est à dire la plus fine de la série. D'autre part, l'enfant étant difficile à immobiliser on est le plus souvent obligé de recourir à la chloroformisation.

Malgré tout, les dangers du cathétérisme ne sont pas sans rendre circonspects la plupart des ophtalmologues soucieux de l'avenir de leurs malades.

Le cathétérisme, qui momentanément franchit tous les obstacles, et rétablit brusquement le cours des larmes, peut provoquer les lésions qui plus tard seront l'origine de désordres graves.

Les os si minces commme l'unguis, les muqueuses friables présentant des culs-de-sac et des méandres se laissent trop facilement déchirer, effondrer par un cathétérisme quelque peu imprudent. Aussi le praticien aujourd'hui, suivant le conseil de M. le professeur Panas, ne se décide à employer la soude qu'à toute extrémité.

L'injection avec la seringue d'Anel, qui offre également des difficultés, est certes moins dangereuse, mais elle n'a toute son efficacité qu'à la suite du cathétérisme. On tiendra naturellement la tête basse pour éviter que l'enfant n'avale le liquide.

Dans le but de faciliter ces injections nous avons fait fabriquer par M. Major une seringue spéciale dans le modèle de la seringue de Meyer qui s'adapte plus facilement aux voies lacrymales du nouveau-né.

A la méthode d'Anel, ajoutons la méthode ancienne par le feu, qui grâce au thermocautère est devenue pratique, mais elle ne s'adresse qu'à des cas compliqués de fistules.

L'ouverture du sac est faite au bistouri ; coupant délibérément le tendon de l'orbiculaire. L'hémostase est faite rapidement, et l'on passe, dans la cavité, l'extrémité en poire du thermocautère porté au rouge sombre ; on a soin, suivant le conseil d'Aetius, de porter la pointe du thermo à la partie supérieure du sac pour cautériser le canalicule supérieur dont la perméabilité pourrait compromettre le succès opératoire.

Indications et contre-indications. — Le praticien se laissera guider pour le choix du traitement par la nature même de l'af-

fection, par l'âge et la constitution du petit malade, la patience
des parents.

Il est évident que, dans tous les cas, le traitement médical,
les lavages antiseptiques, les collyres combinés à la compression et au massage ,devront être conseillés.

Le plus souvent (Panas) on obtiendra ainsi une guérison
radicale.

Cependant, si la dacryocystite persiste, malgré tout, si le sac
a des tendance à la dilatation, si des phénomènes aigus sur-
viennent, si l'impatience des parents l'exige, il est permis de
faire sous le chloroforme, un, deux, trois sondages successifs qui
suffiront, en général; pour faire disparaître toute trace de l'affection. On emploiera la sonde avec toute la douceur désirable
et l'on ne forcera un peu, que lorsqu'on sera certain d'appuyer
l'extrémité de la sonde sur le bouchon muqueux qui obstrue
l'embouchure du canal.

Quant à la cautérisation ignée, elle ne sera employée que
contre une dilatation rebelle du sac ou une fistule que l'on ne
peut tarir ; les avantages de la méthode sont précieux, car
l'enfant ne perd point de sang et ne subit qu'une seule opéra-
tion sous le chloroforme ; la cicatrisation s'obstient rapidement
et ne laisse point de difformité, comme on l'a trop souvent
prétendu.

Traitement général. — On n'oubliera pas que le traitement
général aura souvent une influence décisive sur l'évolution de
l'affection. Sans parler de la syphilis et de la tuberculose qui
réclament des soins tout particuliers nous dirons que tout enfant
doit être soumis à un régime sévère et surveillé attentivement
au point de vue de sa nutrition générale.

OBSERVATIONS

Obs. 1. — *Dacryocystite congénitale. Phlegmon du sac. Mort par broncho-pneumonie.* — Eugène D..., 2 mois, présente une tumeur lacrymale à gauche avec phénomènes phlegmoneux aigus. Tumeur distendue, fluctuante, rouge, œdème des tissus environnants. Peau amincie menace de se rompre. La pression ne fait pas rendre du pus par le point lacrymal et n'en fait pas écouler par le nez. Rien à la conjonctive et à la cornée. L'état général de l'enfant est mauvais. Crie nuit et jour, prend mal le sein; vomit plusieurs fois dans la journée ; pas de diarrhée.

On pratique une incision séance tenante et ou panse, après lavage, à la gaze iodoformée.

Dans le fond de la plaie, le stylet sent les os dénudés, cariés, rugueux. On n'essaie pas de souder le canal nasal.

L'examen du pus a montré que le staphylocoque doré a été probablement l'agent de l'affection.

La mère est manifestement tuberculeuse (2⁰ *degré*). Elle affirme que les troubles du côté des voies lacrymales datent de la naissance.

L'enfant est ramené tous les matins, le pansement est changé, mais la plaie n'offre aucune tendance à la cicatrisation. Il s'écoule du foyer une quantité considérable de pus. L'état général de l'enfant est précaire, il est fébricitant et semble respirer difficilement. Nutrition défectueuse. La mère ne consent pas à rester à l'hôpital avec l'enfant. Elle nous le ramène dans un triste état, huit jours, après sa première visite. Nous constatons à l'auscultation un foyer de broncho-pneumonie à la base gauche. Nous l'envoyons à Trousseau où l'enfant mourut 3 jours après son admission.

A l'autopsie ou reconnut que la mort avait été causée par une broncho-pneumonie tuberculeuse. Il ne nous a pas été permis de disséquer les voies lacrymales. A travers la plaie nous avons arraché la paroi osseuse du sac: les os étaient gris jaunâtre, dénudés, présentant les caractères de la carie.

Obs. 2. (Due à M. le professeur Panas.) — Parmi les 6 ou 7 cas de dacryocystite congénitale que M. Panas eut l'occasion d'observer en ville, il cite particulièrement le cas d'un enfant de quelques jours qui lui fut présenté avec une double dacryocystite catarrhale. L'enfant ne présentait aucune trace de syphilis. Le traitement médical, lavages, compression du sac, collyre au nitrate d'argent à 1 p. 200 eurent raison de l'affection au bout de 6 semaines environ.

OBS. 3. (Due à M. A. TERSON, de Paris.) — Enfant de 15 jours, présentant une dacryocystite congénitale gauche de la forme catarrhale. Pendant un mois environ le traitement médical fut impuissant à guérir l'affection. L'impatience des parents décida M. Terson à employer la sonde. Il endormit l'enfant et lui passa le numéro 1 de Bowman. Après 2 sondages, la dacryocystite disparut complètement.

OBS. 4. — *Dacryocyste congénitale traitée par lavages, guérison brusque.* (HEDDAEUS, *Klin. Monatsbl.*, 1892.) — Anna L... présente depuis sa naissance, dans la journée, une sécrétion muco-purulente, jaunâtre, qui occupe le coin interne de l'œil et les bords palpébraux sans trace d'inflammation conjonctivale. Quand le soir, l'œil a été lavé, l'enfant ne présente rien de particulier le matin ; mais, dans la journée, le pus se collecte et salit le coin d'abord, puis les bords ciliaires. Cet état dura 6 mois environ avec des alternatives d'amélioration et d'aggravation. La guérison survint brusquement et se maintint définitivement.

Traitement médical : simples lavages.

L'enfant se réveilla un matin avec l'œil propre ; la sécrétion manqua pour la première fois et ne se reproduisit plus. En même temps on s'aperçoit que l'écoulement mécanique se fait par le nez.

OBS. 5. (LANGE. *Klin. Monatsbl.*, 1892.) — Enfant de 5 jours ayant une tumeur lacrymale gauche, l'œil droit est sain. La région lacrymale gauche est gonflée, sans rougeur. Hyperhémie minime de la conjontive palpébrale inférieure. La conjonctive bulbaire et la cornée sont intactes. Légère sécrétion conjonctivale. Par la pression légère sur le sac une grande quantité de pus venait par la narine correspondante, pus jaunâtre, bien lié, louable non fétide.

Je conseillai les lavages au sublimé plusieurs fois par jour ; et quarante-huit heures après étant allé voir le malade, pour prendre de son pus, je le trouvai complètement guéri.

OBS. 6. — *Dacryocystite catarrhale congénitale, guérison par collyre.* — Germain M..., 5 mois. Père et mère bien portants. Il ne porte les traces d'aucune diathèse. Dès le lendemain de sa naissance, il larmoie de l'œil gauche. Puis on aperçoit un léger écoulement de muco-pus dans le coin de l'œil. Rien à droite. Jamais l'œil n'a rougi. La narine correspondante est sèche. L'écoulement s'arrête dans la nuit. Le pus contient le staphylocoque doré en grande quantité. Jamais de phénomènes inflammatoires aigus.

Traitement. — Collyre au nitrate d'agent à 1 p. 100, une goutte le matin et le soir dans le coin de l'œil.

Lavages dans la journée à l'eau boriquée tiède. Disparition de tout trouble au bout d'un mois environ de traitement.

Obs. 7. — *Dacryocystite double, congénitale, phlegmoneuse.* (Communiquée par M. Valude.) — Enfant de deux à trois semaines vu rapidement à la consultation ; on n'a pas cherché les traces de syphilis. Antécédents héréditaires inconnus. Il présente un double phlegmon subaigu : empâtement violacé, limité à la région du sac, de la dimension d'un haricot, dur au toucher et tenant vraisemblablement aux os ou au périoste. La base du nez était étalée comme chez les syphilitiques héréditaires adultes. Pas de fistule. Pas de suppuration oculaire de voisinage, c'était un gonflement dur et torpide.

Obs. 8 à 13. (Peters. *Klin. Monatsbl.*, 1891 et 1892.) — Cas I. — Enfant de trois mois qui eut, dès la naissance, suppuration légère du côté gauche ; il fut traité par le sulfate de zinc et les compresses froides qui l'améliorèrent, sans le guérir complètement.

Au premier examen, je ne puis découvrir une affection du sac lacrymal. Le lendemain, par la pression sur le sac, je fis sortir une matière jaune épaisse par le point lacrymal inférieur. Un traitement médical fit disparaître la suppuration en quelques jours ; mais le larmoiement dura quelques semaines, après que toute sécrétion fut abolie.

Cas II. — Enfant de 5 jours portant à gauche une tumeur du sac, avec sécrétion purulente abondante. Traité par incision et passage de sonde répété trois fois. Guérison immédiate et stable. Dans les sondages : *pas trouvé de rétrécissement.* Aucune inflammation de la muqueuse nasale. Rien à la conjonctive.

Cas III. — Enfant de cinq jours ayant suppuration du sac droit, sans lésion appréciable du nez ni de la conjonctive.

Je recommande la compression méthodique du sac le maintenant vide et la propreté de l'œil. La guérison radicale est obtenue en deux jours.

Cas IV. — Enfant de quelques jours portant à droite une tumeur du sac avec blennorrhée. Par la pression le pus s'écoule par le point lacrymal et par la narine du même côté. L'enfant présente un *applatissement marqué* de la tempe et de la joue droites produit, probablement, par le forceps.

L'enfant guérit en 6 semaines par le traitement médical. L'écoulement par le nez disparut avec celui du sac, sans que le traitement fût dirigé du côté du nez.

Cas V. — Petite fille de 1 an ayant une dacryocystite congénitale *double*. Par la pression du sac le pus coule abondamment par le nez et par l'œil. Tenu en observation pendant un mois, l'enfant ne s'améliore pas. Je décide alors de sonder l'enfant avec le 1 de Bowman. Je rencontrai une résistance que je dus vaincre par la force et le va-et-vient de la sonde. Enfin la sonde passa et l'enfant rendit par la narine correspondante quelques grumeaux et flocons de pus coagulé, qui étaient l'obstacle permanent à l'écoulement des larmes. Dès le lendemain, rien du côté opéré. Le côté opposé fut traité et guéri de la même manière.

Cas VI. — Petite fille de trois jours, sœur de la malade précédente, a, des deux côtés, un larmoiement simple. Pas de pus par la compression du sac. Guérison complète en 14 jours par l'expectation simple.

Obs. 14 à 19. (Weiss. *Klin. Monastbl.*, 1892.) — Cas I. — Enfant de 14 jours, ayant tumeur tendue à peau amincie faisant craindre la perforation, la pression digitale ne donnait rien ni par l'œil ni par la narine.

Après sondage, guérison rapide et définitive.

Cas II. — Enfant portant double dacryocystite avec ulcération profonde de la cornée d'un côté. Le tout guérit par le sondage. Mais l'enfant mourut.

Cas III. — Enfant de 4 semaines ayant dacryocystite double. Par simples lavages l'état de l'œil droit s'améliore sensiblement en quelques jours, mais la suppuration augmente à gauche. On sonde trois fois des deux côtés. Tout rentre dans l'ordre. L'œil gauche continue seulement à larmoyer : deux nouveaux sondages de ce côté font disparaître le larmoiement.

Cas IV. — Enfant de 10 semaines ayant du côté gauche une tumeur lacrymale fistuleuse donnant beaucoup de pus. Dans le fond de la tumeur les os sont à nu, rugueux, fragmentés, cariés. On pratique des sondages, d'abord par la fistule, puis par le point lacrymal élargi; pansements à la gaze iodoformée.

Guérison avec cicatrice rétractée, sans larmoiement.

CAS V. — Petite fille de 5 mois avec larmoiement datant de naissance. Au premier examen on ne put obtenir, par la pression sur le sac, la moindre trace de pus. Le diagnostic n'est confirmé qu'au deuxième examen.

L'enfant respire *d'une façon normale*.

Guérison par le sondage après un essai du traitement médical durant six jours.

CAS VI. — Petite fille de 6 semaines, présente dès sa naissance un larmoiement de l'œil gauche. On sortit l'enfant par un mauvais temps et dès le lendemain on voyait du pus dans le coin de l'œil.

La conjonctive correspondante est en même temps légèrement congestionnée.

L'enfant *respire très difficilement par le nez* en produisant un sifflement particulier.

L'enfant est née prématurément *au septième mois*. Sa grand-mère et une de ses cousines avaient déjà souffert de la dacryocystite.

Guérison par moyens médicaux.

OBS. 20. (Communiquée par M. ROCHON-DUVIGNEAUD.) — Très beau bébé, sans aucune malformation, eut dès les premiers jours de sa naissance, et d'après sa mère, à la suite d'une ophtalmie ? une mucocèle volumineuse à gauche.

La pression faisait sortir par les points lacrymaux une grande quantité de larmes mêlée de longs filaments de muco-pus. Le sac paraissait très dilaté.

L'enfant, âgé de 2 mois, étant fortement maintenu, je lui fis un minuscule débridement du point lacrymal inférieur, et j'introduisis un stylet fin de Bowman qui passa assez facilement. Il paraissait y avoir un obstacle en bas. Retirant immédiatement le stylet, je fis une injection d'eau boriquée qui sortit à flot par la bouche et par le nez.

Le lendemain il n'y avait plus de tumeur lacrymale et je fis une simple injection d'eau boriquée qui passa très librement. L'enfant fut définitivement guéri, la dilatation du sac disparut d'elle-même, quoiqu'elle fût certainement très marquée.

CONCLUSIONS

I. — La dacryocystite congénitale n'est pas, primitivement, une inflammation du sac lacrymal. La persistance de l'*état foetal* du canal lacrymo-nasal, à la naissance, produit un engorgement du canal et du sac par les masses d'épithélium dégénéré, qui se font jour dans le coin de l'œil, sous l'aspect d'un magma épais et jaunâtre.

II. — L'infection survient secondairement et se traduit par la suppuration accompagnée de phénomènes réactionnels plus ou moins marqués.

III. — Ainsi comprise, la dacryocystite congénitale évolue normalement vers la guérison, sans tendance aux complications d'aucune sorte.

IV. — On a classé dans le cadre de la dacryocystite congénitale des faits survenus secondairement à la suite de syphilis ou de tuberculose héréditaire et congénitale.

V. — On doit toujours combattre par les divers traitements médicaux toute dacryocystite congénitale, en se rappelant que la guérison spontanée survient quelquefois après deux, trois mois et plus. Quand on aura décidé une intervention chirurgicale, on évitera les instruments de gros calibre, tels que la seringue conique de Weiss, on se servira de la sonde de Bowman numéro 1, sous le cloroforme.

BIBLIOGRAPHIE

Auguste Bérard. — *Gazette des hôpitaux*, 1841, n. 71.

Born. — *Morphol. Jahrb.*, Bd II et V.

Bochdalek. — *Prager Vierteljahrschrift*, Bd 90, 1866, p. 121.

Chevallereau. — Discussion à la *Société franç. d'opht.*, 1891.

Coppez. — Discussion à la *Société franç. d'opht.*, 1891.

Dolbeau. — *Gazette des hôpitaux*, 1865, p. 121.

Ewetzky. — *Graefe's Archives*, Bd 34, p. 1

Heddæus. — *Klin. Monatsbl.*, 1892, p. 81-88.

Horner. — Maladies des yeux dans l'enfance. *Handbuch de Gerhardt*, 1879, — Bd II, p. 203-378.

Hutchinson. — *Lancet*, Londres, 1875, p. 876.

Landolt. — *Larmoiement des nouveau-nés.*

Lange. — *Klin. Monatsbl.*, 1892, p. 304.

Mackenzie. — *Traité des maladies des yeux*, 1857.

Mercanti. — *Annali di ottalmologia*, t. XXI, fasc. 2 bis.

Michel. — *Traité des mal. des yeux*, 1884, t. II, p. 172.

Monro. — *Edimbourg Medic. Essayes*, t. III, p. 280.

Panas. — *Leçons sur les affections de l'appareil lacrymal*, 1877. — *Traité des mal. des yeux*, 1894.

Peters. — *Klin. Monatsbl.*, 1891, p. 376 et 1892, p. 363.

Schreiber. — *3 Jahresb. der Augenh. zu Magdebourg*, p. 27, 1885.

Schrimer. — *Græfe und Sæmisch*, 1876, Bd VII.

Steinheim. — *Klin. Monatsbl.*, p. 199, 1875.

Terson. — Rapport à la *Soc. franç. d'opht.*, 1891.

Trousseau. — Discussion à la *Soc. franç. d'opht.*, 1891.

Verneuil. — *Gazette des hôpitaux*, 1876, p. 1206.

Vlacowich. — *Deutchmann's Beitrage zur Aug.*, t. II, p. 101.

Vossius. — *Beitrage zur Augenh.*, VII, 1884.

Weiss. — *Klin. Monatsbl. fur Aug.*, 1889, p. 1-8, et 1892, p. 238.

Wicherkiewicz. — Discussion à la *Société franç. d'opht.*, 1891.

IMPRIMERIE LEMALE ET Cie, HAVRE